Le pouvoir du jeûne intermittent pour les femmes

femmes

« Atteindre une santé et une forme optimales »

PETER MILLER

Chapitre 7
Conclusion

Introduction

Le jeûne intermittent est devenu une approche populaire de l'alimentation ces dernières années, de nombreuses personnes l'utilisant comme moyen d'améliorer leur santé et leur bien-être en général. Cette stratégie alimentaire consiste à alterner des périodes de jeûne avec des périodes d'alimentation, et il a été démontré qu'elle présente de nombreux avantages, notamment une perte de poids, un meilleur contrôle de la glycémie et une réduction de l'inflammation.

Bien que le jeûne intermittent puisse être efficace pour les hommes et les femmes, il y a des considérations spécifiques que les femmes doivent prendre en compte lorsqu'elles adoptent cette approche de l'alimentation. Les femmes ont des profils hormonaux et des besoins nutritionnels différents de ceux des hommes, et ces différences peuvent avoir un impact sur la façon dont elles réagissent au jeûne intermittent. En conséquence, les femmes peuvent avoir besoin de modifier leur approche du jeûne intermittent pour atteindre une santé et une forme physique optimales.

Dans ce livre, nous explorerons les avantages du jeûne intermittent pour les femmes et pourquoi elles ont besoin d'une approche différente de cette stratégie alimentaire. Nous fournirons également des conseils et des stratégies pratiques aux femmes qui souhaitent essayer le jeûne intermittent, ainsi que des réponses aux préoccupations courantes que les femmes peuvent avoir à propos du jeûne.

Les bienfaits du jeûne intermittent pour les femmes :

Il a été démontré que le jeûne intermittent présente de nombreux avantages pour les hommes et les femmes, notamment la perte de poids, l'amélioration de la sensibilité à l'insuline et la réduction de l'inflammation. Cependant, les femmes peuvent également bénéficier d'avantages spécifiques du jeûne intermittent en raison de leur profil hormonal unique.

L'un des avantages les plus importants du jeûne intermittent pour les femmes est l'amélioration de l'équilibre hormonal. Les hormones jouent un rôle essentiel dans de nombreux aspects de la santé des femmes, notamment les cycles menstruels, la fertilité et la ménopause. Lorsque les niveaux d'hormones sont déséquilibrés, les femmes peuvent ressentir une gamme de symptômes, notamment des sautes d'humeur, une prise de poids et de la fatigue.

Il a été démontré que le jeûne intermittent améliore l'équilibre hormonal chez les femmes en réduisant les niveaux d'insuline et en augmentant la production d'hormone de croissance. Cela peut conduire à un meilleur contrôle de la glycémie, à une réduction de l'inflammation et à une meilleure santé métabolique. Les femmes qui jeûnent peuvent également ressentir une réduction des symptômes menstruels, tels que des crampes et des ballonnements.

Un autre avantage du jeûne intermittent pour les femmes est l'augmentation de l'énergie et de la clarté mentale. Lorsque le corps est à jeun, il passe de l'utilisation du glucose pour l'énergie à l'utilisation des graisses stockées. Cela peut entraîner une augmentation des niveaux d'énergie et une amélioration de la clarté mentale. Les femmes qui jeûnent peuvent également bénéficier d'une meilleure qualité de sommeil, car le corps produit plus de mélatonine pendant les périodes de jeûne.

Le jeûne intermittent peut également être une stratégie efficace pour la perte de poids et la gestion du poids chez les femmes. En limitant les moments où les aliments sont consommés, les femmes peuvent naturellement consommer moins de calories dans l'ensemble. De plus, il a été démontré que le jeûne intermittent augmente le métabolisme et améliore la combustion des graisses, ce qui peut entraîner une perte de poids plus importante au fil du temps.

Pourquoi les femmes ont besoin d'une approche différente du jeûne intermittent :

Bien que le jeûne intermittent puisse être efficace pour les hommes et les femmes, les femmes doivent adopter une approche différente du jeûne en raison de leur profil hormonal et de leurs besoins nutritionnels uniques. Les femmes ont des niveaux de testostérone inférieurs à ceux des hommes, ce qui signifie qu'elles peuvent avoir plus de mal à développer et à maintenir leur masse musculaire.

De plus, les femmes ont besoin de plus de nutriments que les hommes, comme le fer et l'acide folique, en raison de leur système reproducteur. Les femmes qui jeûnent peuvent être à risque de carences nutritionnelles, ce qui peut avoir un impact sur leur santé et leur bien-être en général.

Les femmes ont également des considérations différentes en ce qui concerne le jeûne et leur cycle menstruel. Bien que le jeûne puisse aider à réduire les symptômes menstruels, les femmes qui jeûnent peuvent également avoir des règles irrégulières ou des règles manquées. De plus, les femmes enceintes ou qui allaitent ne doivent pas jeûner, car cela peut avoir un impact sur la santé du bébé.

Pour que les femmes atteignent une santé et une forme physique optimales grâce au jeûne intermittent, elles doivent modifier leur approche en fonction de leurs besoins uniques. Cela peut impliquer d'ajuster la durée des périodes de jeûne, d'incorporer des aliments riches en nutriments dans leur alimentation et de prendre des suppléments pour soutenir leur santé.

Conclusion:

Le jeûne intermittent peut être un outil puissant pour améliorer la santé et la forme physique des femmes, mais il nécessite une approche différente de celle des hommes. Les femmes doivent tenir compte de leur profil hormonal unique et de leurs besoins nutritionnels lorsqu'elles adoptent le jeûne intermittent. Ce faisant, les femmes peuvent profiter des nombreux avantages de cette stratégie alimentaire tout en minimisant les risques potentiels ou les impacts négatifs sur leur santé.

Tout au long de ce livre, nous explorerons les stratégies et considérations spécifiques que les femmes doivent prendre en compte lors de l'adoption du jeûne intermittent. Nous fournirons des conseils pratiques et des conseils pour commencer le jeûne intermittent, y compris des conseils sur l'ajustement des périodes de jeûne, l'incorporation d'aliments riches en nutriments dans votre alimentation et la résolution des préoccupations courantes que les femmes peuvent avoir à propos du jeûne.

En fin de compte, notre objectif est de permettre aux femmes de prendre le contrôle de leur santé et de leur bien-être grâce au jeûne intermittent. En adoptant une approche réfléchie et intentionnelle du jeûne, les femmes peuvent atteindre une santé et une forme physique optimales, améliorer leur équilibre hormonal et se sentir mieux. Nous espérons que ce livre constituera une ressource précieuse pour les femmes qui souhaitent explorer le pouvoir du jeûne intermittent pour leur propre santé et bien-être.

Chapitre 1

Comprendre le jeûne intermittent

Le jeûne intermittent est devenu une approche populaire de l'alimentation ces dernières années, de nombreuses personnes l'utilisant comme moyen d'améliorer leur santé et d'atteindre leurs objectifs de mise en forme. Dans ce chapitre, nous explorerons ce qu'est le jeûne intermittent, les différents types de jeûne intermittent et comment il fonctionne pour améliorer la santé et le bien-être.

Qu'est-ce que le jeûne intermittent ?

Le jeûne intermittent est une stratégie alimentaire qui consiste à alterner des périodes de jeûne avec des périodes de repas. Pendant la période de jeûne, aucune calorie n'est consommée, tandis que pendant la période de repas, l'apport calorique normal est maintenu.

Il existe de nombreuses façons d'aborder le jeûne intermittent, et la durée et la fréquence des périodes de jeûne peuvent varier. Certaines personnes choisissent de jeûner pendant un nombre d'heures défini chaque jour, tandis que d'autres peuvent jeûner pendant des jours entiers ou plusieurs jours de suite. L'objectif du jeûne intermittent est de créer un déficit calorique et d'induire un état de cétose, dans lequel le corps brûle les graisses comme carburant au lieu du glucose.

Les différents types de jeûne intermittent

Il existe plusieurs types de jeûne intermittent, chacun avec son propre ensemble de directives et de protocoles. Voici quelques-uns des types de jeûne intermittent les plus courants :

- Alimentation limitée dans le temps : Ce type de jeûne intermittent consiste à limiter votre fenêtre d'alimentation à un certain nombre d'heures chaque jour, généralement entre 8 et 10 heures. Pendant la période de jeûne, aucune calorie n'est consommée, tandis que pendant la période de repas, l'apport calorique normal est maintenu.

- Jeûne sur deux jours : Ce type de jeûne intermittent consiste à alterner des jours d'alimentation normale et des jours de jeûne. Pendant les jours de jeûne, aucune calorie n'est consommée, tandis que pendant les jours de repas, l'apport calorique normal est maintenu.

- Jeûne 5:2 : Ce type de jeûne intermittent consiste à manger normalement pendant cinq jours de la semaine et à limiter les calories à 500-600 calories sur deux jours non consécutifs de la semaine.

- Manger-arrêter-manger : Ce type de jeûne intermittent consiste à jeûner pendant 24 heures, une ou deux fois par semaine.

- Régime de guerrier : Ce type de jeûne intermittent consiste à manger un gros repas par jour, généralement le soir, et à jeûner le reste de la journée.

Comment fonctionne le jeûne intermittent

Le jeûne intermittent fonctionne en créant un déficit calorique, qui à son tour entraîne une perte de poids et une amélioration des marqueurs de santé. Lorsque le corps est à jeun, il passe de l'utilisation du glucose pour l'énergie à l'utilisation des graisses stockées. Cela peut entraîner une augmentation de la combustion des graisses et une amélioration de la santé métabolique.

Il a également été démontré que le jeûne intermittent améliore la sensibilité à l'insuline, réduit l'inflammation et favorise l'autophagie, un processus dans lequel le corps se décompose et recycle les cellules anciennes ou endommagées. Cela peut aider à réduire le risque de maladies chroniques telles que le diabète, les maladies cardiaques et le cancer.

De plus, le jeûne intermittent peut aider à réguler les niveaux d'hormones et à améliorer l'équilibre hormonal. Pendant les périodes de jeûne, le corps produit plus d'hormone de croissance, ce qui peut améliorer la croissance et la réparation musculaires. Le jeûne peut également aider à réduire les niveaux d'insuline, ce qui peut conduire à un meilleur contrôle de la glycémie et à une réduction de l'inflammation.

Dans l'ensemble, le jeûne intermittent est un outil puissant pour améliorer la santé et le bien-être. En créant un déficit calorique et en induisant un état de cétose, le jeûne intermittent peut entraîner une perte de poids, une amélioration de la santé métabolique et une réduction du risque de maladies chroniques.

Chapitre 2

Les bienfaits du jeûne intermittent pour les femmes

Le jeûne intermittent est un outil puissant pour améliorer la santé et le bien-être des hommes et des femmes. Cependant, les femmes peuvent tirer des avantages uniques de cette stratégie alimentaire en raison de leur profil hormonal et de leurs besoins nutritionnels uniques. Dans ce chapitre, nous explorerons les nombreux avantages du jeûne intermittent pour les femmes, notamment l'amélioration de l'équilibre hormonal, l'augmentation de l'énergie et de la clarté mentale, une meilleure gestion du poids, un meilleur contrôle de la glycémie, une réduction de l'inflammation et une amélioration de la longévité et des effets anti-âge.

Amélioration de l'équilibre hormonal

L'équilibre hormonal est crucial pour la santé des femmes, car les déséquilibres peuvent entraîner une série de problèmes, des irrégularités menstruelles aux troubles de l'humeur. Il a été démontré que le jeûne intermittent améliore l'équilibre hormonal en réduisant les niveaux d'insuline et en augmentant les niveaux d'hormone de croissance.

L'insuline est une hormone qui régule la glycémie, et des niveaux élevés d'insuline peuvent entraîner une résistance à l'insuline et un risque accru de maladies chroniques telles que le diabète et les maladies cardiaques. Le jeûne intermittent peut aider à réduire les niveaux d'insuline et à améliorer la sensibilité à l'insuline, ce qui peut conduire à un meilleur contrôle de la glycémie et à une réduction de l'inflammation.

L'hormone de croissance est une autre hormone qui joue un rôle clé dans la santé des femmes, car elle favorise la croissance et la réparation musculaires et améliore la densité osseuse. Il a été démontré que le jeûne intermittent augmente les niveaux d'hormone de croissance, ce qui peut aider à améliorer la croissance et la réparation musculaires et à réduire le risque d'ostéoporose.

Augmentation de l'énergie et de la clarté mentale

De nombreuses femmes signalent une énergie et une clarté mentale accrues lorsqu'elles adoptent le jeûne intermittent. Cela peut être dû au fait que le jeûne peut améliorer la fonction mitochondriale, qui est le processus par lequel les cellules produisent de l'énergie. Le jeûne peut également améliorer la fonction cérébrale en augmentant la production de facteur neurotrophique dérivé du cerveau (BDNF), une protéine importante pour l'apprentissage et la mémoire.

Meilleure gestion du poids

La gestion du poids est une préoccupation pour de nombreuses femmes, et le jeûne intermittent peut être un outil efficace pour la perte de poids et la gestion du poids. En créant un déficit calorique et en induisant un état de cétose, le jeûne intermittent peut entraîner une augmentation de la combustion des graisses et une amélioration de la santé métabolique.

Il a également été démontré que le jeûne intermittent réduit l'appétit et augmente la sensation de satiété, ce qui peut aider les femmes à consommer moins de calories dans l'ensemble. Cela peut conduire à une perte de poids durable et à une meilleure gestion du poids au fil du temps.

Amélioration du contrôle de la glycémie

Le contrôle de la glycémie est important pour la santé des femmes, car une glycémie élevée peut entraîner une résistance à l'insuline et un risque accru de maladies chroniques. Le jeûne intermittent peut aider à améliorer le contrôle de la glycémie en réduisant les niveaux d'insuline et en augmentant la sensibilité à l'insuline.

Inflammation réduite

L'inflammation est un facteur clé de nombreuses maladies chroniques, et la réduction de l'inflammation est cruciale pour maintenir une santé et un bien-être optimaux. Il a été démontré que le jeûne intermittent réduit l'inflammation en améliorant la sensibilité à l'insuline et en réduisant le stress oxydatif.

Amélioration de la longévité et des effets anti-âge

Il a été démontré que le jeûne intermittent améliore la longévité et a des effets anti-âge, ce qui peut être dû à sa capacité à améliorer la fonction mitochondriale, à réduire l'inflammation et à améliorer l'équilibre hormonal. Il a été démontré que le jeûne intermittent augmente la durée de vie et améliore les marqueurs du vieillissement dans les études animales, et il peut avoir des effets similaires chez l'homme.

Dans l'ensemble, le jeûne intermittent peut offrir une gamme d'avantages aux femmes, allant d'un meilleur équilibre hormonal à une énergie et une clarté mentale accrues, une meilleure gestion du poids, un meilleur contrôle de la glycémie, une réduction de l'inflammation et une amélioration de la longévité et des effets anti-âge. En adoptant une approche réfléchie et intentionnelle du jeûne intermittent, les femmes peuvent exploiter le pouvoir de cette stratégie alimentaire pour atteindre une santé et un bien-être optimaux. Cependant, il est important de noter que le jeûne intermittent peut ne pas convenir à toutes les femmes, en particulier celles qui sont enceintes ou qui allaitent, qui ont des antécédents de troubles de l'alimentation ou qui ont des problèmes de santé sous-jacents. Il est toujours important de consulter un professionnel de la santé avant de commencer tout nouveau changement de régime alimentaire ou de style de vie.

Conseils pour les femmes pratiquant le jeûne intermittent

Bien que le jeûne intermittent puisse offrir de nombreux avantages aux femmes, il est important de l'aborder de manière réfléchie et intentionnelle pour garantir des résultats optimaux. Voici quelques conseils pour les femmes pratiquant le jeûne intermittent :

- Commencez lentement et augmentez progressivement la durée du jeûne : Si vous débutez dans le jeûne intermittent, il est important de commencer lentement et d'augmenter progressivement la durée de votre jeûne. Commencez par un jeûne de 12 heures et augmentez progressivement la durée jusqu'à 16 ou 18 heures au fur et à mesure que votre corps s'adapte.

- Choisissez le bon type de jeûne intermittent : Il existe plusieurs types de jeûne intermittent, et il est important de choisir celui qui convient à votre corps et à votre mode de vie. Tenez compte de facteurs tels que votre horaire de travail, votre routine d'exercice et tout problème de santé sous-jacent lorsque vous choisissez un plan de jeûne intermittent.

- Restez hydraté : Il est important de rester hydraté pendant vos périodes de jeûne. Buvez beaucoup d'eau, de tisane ou d'autres boissons non caloriques pour répondre aux besoins de votre corps.

- Concentrez-vous sur des repas riches en nutriments : lorsque vous rompez votre jeûne, concentrez-vous sur la consommation de repas riches en nutriments qui fournissent un équilibre entre macronutriments et micronutriments. Cela peut aider à répondre aux besoins de votre corps et à prévenir les fringales ou la suralimentation.

- Écoutez votre corps : Il est important d'écouter votre corps et d'ajuster votre routine de jeûne au besoin. Si vous vous sentez trop fatigué, étourdi ou ressentez tout autre symptôme indésirable, il est peut-être temps d'ajuster votre routine de jeûne ou de consulter un professionnel de la santé.

Conclusion

Le jeûne intermittent peut offrir de nombreux avantages aux femmes, allant d'un meilleur équilibre hormonal à une énergie et une clarté mentale accrues, une meilleure gestion du poids, un meilleur contrôle de la glycémie, une réduction de l'inflammation et une amélioration de la longévité et des effets anti-âge. En adoptant une approche réfléchie et intentionnelle du jeûne intermittent, les femmes peuvent exploiter le pouvoir de cette stratégie alimentaire pour atteindre une santé et un bien-être optimaux. Cependant, il est important d'aborder le jeûne intermittent de manière sûre et durable et de consulter un professionnel de la santé avant de commencer tout nouveau changement de régime alimentaire ou de mode de vie. Avec la bonne approche, le jeûne intermittent peut être un outil puissant pour la santé et le bien-être des femmes.

chapitre 3

Comment démarrer avec le jeûne intermittent

Le jeûne intermittent est une stratégie alimentaire qui a gagné en popularité ces dernières années pour ses avantages potentiels pour la santé. Si vous souhaitez essayer le jeûne intermittent, il peut être utile d'avoir un plan en place pour vous aider à démarrer. Dans ce chapitre, nous verrons comment évaluer votre régime alimentaire et votre mode de vie actuels, choisir le programme de jeûne intermittent qui vous convient, fixer des objectifs réalistes et fournir des conseils et des stratégies pour faciliter le jeûne intermittent.

Évaluer votre régime alimentaire et votre mode de vie actuels

Avant de commencer le jeûne intermittent, il est important d'évaluer votre régime alimentaire et votre mode de vie actuels pour vous assurer que vous abordez cette stratégie alimentaire de manière sûre et durable. Voici quelques facteurs clés à prendre en compte lors de l'évaluation de votre régime alimentaire et de votre mode de vie actuels :

- Habitudes alimentaires actuelles : Examinez de près vos habitudes alimentaires actuelles. Avez-vous tendance à manger tout au long de la journée ou à consommer de gros repas le soir ? Comprendre vos habitudes alimentaires actuelles peut vous aider à choisir le bon plan de jeûne intermittent pour vous.

- Routine d'exercice : Tenez compte de votre routine d'exercice actuelle. Pratiquez-vous une activité physique régulière ? Cela peut avoir un impact sur votre programme de jeûne et le type de plan de jeûne que vous choisissez.

- Les habitudes de sommeil : un sommeil suffisant est essentiel pour la santé et le bien-être en général. Tenez compte de vos habitudes de sommeil actuelles et visez à donner la priorité à un repos adéquat lorsque vous commencez votre parcours de jeûne intermittent.

- Problèmes de santé sous-jacents : Si vous avez des problèmes de santé sous-jacents, il est important de consulter un professionnel de la santé avant de commencer le jeûne intermittent pour vous assurer qu'il est sûr et approprié pour vous.

Choisir le bon plan de jeûne intermittent pour vous
Il existe plusieurs types de jeûne intermittent, et il est important de choisir celui qui convient à votre corps et à votre mode de vie. Voici quelques-uns des types de jeûne intermittent les plus courants :

- Alimentation limitée dans le temps : L'alimentation limitée dans le temps consiste à limiter votre alimentation à une fenêtre de temps spécifique chaque jour, généralement de 8 à 10 heures. Cela peut être une bonne option pour les débutants ou ceux qui ont un emploi du temps chargé.

- Jeûne sur deux jours : Le jeûne sur deux jours implique de jeûner tous les deux jours ou de consommer des repas très faibles en calories les jours de jeûne. Cela peut être un plan de jeûne plus difficile, mais peut offrir de plus grands avantages pour la perte de poids et d'autres marqueurs de santé.

- Jeûne 5:2 : Le jeûne 5:2 implique de manger normalement pendant cinq jours de la semaine et de ne consommer que 500 à 600 calories sur deux jours non consécutifs de la semaine. Cela peut être un plan de jeûne plus flexible qui permet une alimentation plus variée tout au long de la semaine.

- Jeûne de 24 heures : Le jeûne de 24 heures consiste à jeûner pendant 24 heures complètes une ou deux fois par semaine. Cela peut être un plan de jeûne plus difficile, mais peut offrir de plus grands avantages pour la perte de poids et d'autres marqueurs de santé.

Lorsque vous choisissez un plan de jeûne intermittent, tenez compte de vos habitudes alimentaires actuelles, de votre routine d'exercice et de vos problèmes de santé sous-jacents. Il est également important de choisir un plan durable et réaliste pour votre style de vie.

Fixer des objectifs réalistes

Comme pour tout changement de mode de vie, il est important de se fixer des objectifs réalistes pour votre parcours de jeûne intermittent. Voici quelques conseils pour vous fixer des objectifs réalistes :

- Commencez petit : Si vous débutez dans le jeûne intermittent, il peut être utile de commencer par une fenêtre de jeûne plus courte et d'augmenter progressivement la durée au fur et à mesure que votre corps s'adapte.

- Concentrez-vous sur les objectifs de santé : bien que la perte de poids soit un objectif commun du jeûne intermittent, il est également important de se concentrer sur la santé et le bien-être en général. Envisagez de vous fixer des objectifs liés à l'amélioration de l'énergie, de la clarté mentale ou d'autres marqueurs de santé.

- Soyez patient : le jeûne intermittent n'est pas une solution miracle, et cela peut prendre du temps avant de voir des résultats. Soyez patient avec vous-même et faites confiance au processus.

Conseils et stratégies pour faciliter le jeûne intermittent

Le jeûne intermittent peut être difficile, surtout pour les débutants. Cependant, avec le bon état d'esprit et quelques stratégies utiles, cela peut devenir une partie naturelle de votre routine quotidienne. Voici quelques conseils pour faciliter la transition vers le jeûne intermittent :

- Commencez par une période de jeûne plus courte : Si vous débutez dans le jeûne intermittent, vous voudrez peut-être commencer par une période de jeûne plus courte, par exemple 12 heures. Au fur et à mesure que vous vous y habituez, vous pouvez augmenter progressivement la durée.

- Restez hydraté : Boire beaucoup d'eau est essentiel pendant les périodes de jeûne. Cela peut vous aider à rester rassasié, à réduire la sensation de faim et à éliminer les toxines de votre corps.

- Distrayez-vous : rester occupé et engagé dans d'autres activités peut vous aider à vous distraire de la nourriture et à faciliter les périodes de jeûne. Envisagez de faire une promenade, de lire un livre ou de pratiquer la méditation.

- Planifiez vos repas : planifier vos repas à l'avance peut vous aider à éviter la tentation de rompre votre jeûne. Préparez des repas sains et équilibrés lorsque vous rompez votre jeûne pour vous assurer d'obtenir tous les nutriments dont vous avez besoin.

- Ne mangez pas trop pendant votre fenêtre d'alimentation : Il peut être tentant de se livrer à des aliments malsains pendant votre fenêtre d'alimentation, mais cela peut annuler les avantages du jeûne intermittent. Tenez-vous-en à des aliments sains et complets et évitez de trop manger.

Conclusion

Le jeûne intermittent est un outil puissant pour améliorer la santé et le bien-être. Pour les femmes, il peut être particulièrement bénéfique en raison de sa capacité à équilibrer les hormones, à améliorer les niveaux d'énergie, à favoriser la perte de poids, à réguler la glycémie, à réduire l'inflammation et à favoriser la longévité. Cependant, il est essentiel d'aborder le jeûne intermittent avec prudence et de s'assurer que vous choisissez le bon plan pour votre corps et votre style de vie. Avec de la patience, du dévouement et le bon état d'esprit, vous pouvez faire du jeûne intermittent un élément durable de votre mode de vie sain.

Pierre Miller

Chapitre 4

Surmonter les défis courants avec le jeûne intermittent

Le jeûne intermittent peut offrir de nombreux avantages aux femmes, mais il n'est pas toujours facile de s'en tenir au plan. De nombreuses femmes peuvent être confrontées à des défis communs qui peuvent rendre difficile le maintien de leurs objectifs de jeûne. Dans ce chapitre, nous discuterons de certains des défis les plus courants auxquels les femmes sont confrontées avec le jeûne intermittent et fournirons des conseils pour les surmonter.

Faim et envies

L'un des défis les plus importants du jeûne intermittent est de faire face à la faim et aux fringales. Lorsque vous avez l'habitude de manger trois repas par jour plus des collations, il peut être difficile au début de réduire à une fenêtre d'alimentation restreinte. Cependant, il existe plusieurs stratégies que vous pouvez utiliser pour gérer la faim et les fringales pendant vos périodes de jeûne.

- Buvez beaucoup d'eau : rester hydraté peut aider à réduire la faim et les fringales. Essayez de boire au moins 8 à 10 verres d'eau par jour et envisagez d'ajouter du citron ou de la lime pour plus de saveur.

- Restez occupé : rester occupé peut vous aider à ne plus penser à la nourriture. Essayez de faire un puzzle, de vous promener ou de vous adonner à un passe-temps pendant vos périodes de jeûne.

- Buvez du thé ou du café : siroter une tisane ou du café noir peut aider à supprimer votre appétit et à vous sentir rassasié.

- Choisissez des aliments riches en nutriments : Lorsque vous mangez pendant votre période d'alimentation, choisissez des aliments riches en protéines et en fibres. Ces aliments vous permettront de vous sentir rassasié et satisfait plus longtemps.

Situations sociales et repas au restaurant

Les situations sociales et les sorties au restaurant peuvent être difficiles lorsque vous suivez un plan de jeûne intermittent. Cependant, avec un peu de planification, vous pouvez toujours profiter de ces activités tout en restant sur la bonne voie avec vos objectifs de jeûne.

- Planifiez à l'avance : Vérifiez le menu avant de sortir manger et choisissez des options saines qui correspondent à votre fenêtre d'alimentation.

- Mangez une petite collation à l'avance : Manger une petite collation riche en nutriments avant de sortir peut aider à réduire votre appétit et à éviter de trop manger.

- Communiquez avec les autres : informez vos amis et votre famille de votre plan de jeûne afin qu'ils puissent vous soutenir et vous aider à atteindre vos objectifs.

Équilibrer le jeûne intermittent avec l'exercice

L'exercice est un élément essentiel d'un mode de vie sain, mais il peut être difficile de l'équilibrer avec le jeûne intermittent. De nombreuses femmes peuvent avoir de faibles niveaux d'énergie pendant les périodes de jeûne, ce qui rend l'exercice plus difficile. Cependant, il existe plusieurs stratégies que vous pouvez utiliser pour maintenir votre routine de remise en forme tout en suivant votre plan de jeûne.

- Choisissez le bon moment pour faire de l'exercice : essayez de programmer vos entraînements pendant votre fenêtre d'alimentation pour vous assurer d'avoir suffisamment d'énergie pour effectuer votre entraînement.

- Commencez lentement : si vous débutez dans l'exercice, commencez par des entraînements de faible intensité et augmentez progressivement votre endurance au fil du temps.

- Restez hydraté : Boire beaucoup d'eau avant, pendant et après l'exercice peut vous aider à maintenir votre niveau d'énergie et à prévenir la déshydratation.

Gérer les menstruations et les changements hormonaux

De nombreuses femmes subissent des changements hormonaux tout au long de leur cycle menstruel, ce qui peut affecter leur niveau d'énergie et leur appétit. Il est important de garder à l'esprit ces changements lorsque vous suivez un plan de jeûne intermittent et de faire les ajustements nécessaires.

- Écoutez votre corps : si vous vous sentez particulièrement affamée ou fatiguée pendant votre cycle menstruel, vous pouvez ajuster votre programme de jeûne ou prolonger votre fenêtre d'alimentation.

- Mangez des aliments riches en nutriments : Pendant la menstruation, il est essentiel de consommer des aliments riches en nutriments pour soutenir les niveaux d'énergie et la santé globale.

- Envisagez un plan modifié : Certaines femmes peuvent trouver utile de modifier leur plan de jeûne intermittent pendant leur cycle menstruel. Par exemple, ils peuvent choisir de jeûner pendant des périodes plus courtes ou opter pour un programme de jeûne complètement différent.

Conclusion

Bien que le jeûne intermittent puisse offrir de nombreux avantages pour la santé des femmes, il existe également des défis à relever. En mettant en œuvre des stratégies pour surmonter la faim et les fringales, en naviguant dans les situations sociales et au restaurant, en équilibrant le jeûne avec l'exercice et en gérant les changements hormonaux, les femmes peuvent intégrer avec succès le jeûne intermittent dans leur vie et récolter les bénéfices de ce puissant outil de santé.

Chapitre 5

Maximiser les avantages du jeûne intermittent

Le jeûne intermittent est un moyen efficace d'améliorer la santé et le bien-être en général, mais il est important de noter qu'il ne s'agit pas d'une solution miracle. Pour vraiment maximiser les bienfaits du jeûne intermittent, il est essentiel d'adopter de saines habitudes de vie en plus de pratiquer le jeûne intermittent. Dans ce chapitre, nous explorerons les différentes façons de compléter et d'améliorer le jeûne intermittent pour une santé et un bien-être optimaux.

L'importance d'une alimentation équilibrée et nutritive

Le jeûne intermittent n'est pas une licence pour se livrer à des habitudes alimentaires malsaines pendant la fenêtre de repas. Pour maximiser les bienfaits du jeûne intermittent, il est crucial de consommer une alimentation équilibrée et nutritive. Cela signifie manger beaucoup de légumes, de fruits, de grains entiers et de protéines maigres. Il est également important de limiter ou d'éviter les aliments transformés, les glucides raffinés et les sucres ajoutés, qui peuvent entraîner une inflammation et d'autres problèmes de santé.

Intégrer l'exercice et le mouvement

Bien que le jeûne intermittent puisse aider à perdre du poids et améliorer la santé globale, l'incorporation d'exercices et de mouvements peut encore améliorer ces avantages. L'exercice peut aider à développer les muscles, à augmenter la densité osseuse, à améliorer la santé cardiovasculaire et à stimuler le métabolisme. Il est important de noter que l'exercice n'a pas besoin d'être de haute intensité ou intense ; même des activités à faible impact comme la marche ou le yoga peuvent avoir des effets bénéfiques importants sur la santé.

Gérer le stress et dormir suffisamment

Le stress et le manque de sommeil peuvent avoir un impact négatif sur la santé et le bien-être en général. Le stress chronique peut entraîner une inflammation, un affaiblissement de la fonction immunitaire et un risque accru de maladies chroniques. Pendant ce temps, un sommeil insuffisant peut affecter la régulation hormonale, le métabolisme et la fonction cognitive. Par conséquent, il est crucial de donner la priorité aux techniques de gestion du stress comme la méditation, la respiration profonde ou de passer du temps dans la nature, ainsi que d'assurer un sommeil suffisant.

Suppléments et autres outils pour améliorer le jeûne intermittent

Bien qu'une alimentation équilibrée et nutritive, l'exercice, la gestion du stress et le sommeil soient essentiels pour maximiser les avantages du jeûne intermittent, certains suppléments et autres outils peuvent également aider. Ceux-ci inclus:

- Probiotiques : Ces suppléments peuvent aider à soutenir la santé intestinale, à améliorer la digestion et à renforcer le système immunitaire.

- Acides gras oméga-3 : présents dans les poissons gras, les noix et les graines, les acides gras oméga-3 peuvent aider à réduire l'inflammation et à favoriser la santé cardiaque.

- Fibres : Manger beaucoup de fibres peut aider à réguler la digestion, favoriser la sensation de satiété et favoriser un microbiome intestinal sain.

- Eau : rester hydraté est crucial pour la santé globale et peut aider à réduire la sensation de faim pendant les périodes de jeûne.

- Applications de jeûne intermittent : Il existe de nombreuses applications disponibles qui peuvent aider à suivre les périodes de jeûne et fournir des conseils et un soutien aux débutants.

- Pratiques alimentaires conscientes : Des techniques alimentaires conscientes comme mâcher lentement, savourer les saveurs et prêter attention aux signaux de faim et de satiété peuvent aider à améliorer la digestion et à réduire la suralimentation pendant la fenêtre de repas.

Conclusion

Le jeûne intermittent est un outil puissant pour améliorer la santé et le bien-être en général. En adoptant une alimentation saine et équilibrée, en incorporant de l'exercice et du mouvement, en gérant le stress et en dormant suffisamment, les individus peuvent maximiser les avantages du jeûne intermittent. De plus, les suppléments et autres outils peuvent fournir un soutien supplémentaire pour une santé et un bien-être optimaux. Avec dévouement, patience et persévérance, n'importe qui peut intégrer avec succès le jeûne intermittent dans son mode de vie et atteindre ses objectifs de santé et de bien-être.

Chapitre 6

Succès à long terme avec le jeûne intermittent

Bien que le jeûne intermittent puisse offrir de nombreux avantages aux femmes en termes de gestion du poids, d'équilibre hormonal, d'énergie et de santé globale, il est important de l'aborder comme un changement de mode de vie à long terme plutôt qu'une solution rapide. Dans ce chapitre, nous verrons comment créer des habitudes saines et des changements de mode de vie qui favorisent un jeûne intermittent durable, ainsi que comment surveiller vos progrès et faire des ajustements en cours de route. Nous explorerons également comment équilibrer le jeûne intermittent avec d'autres objectifs et priorités de santé.

Créer des habitudes saines et des changements de mode de vie

L'une des clés du succès à long terme du jeûne intermittent consiste à créer des habitudes saines et des changements de mode de vie qui soutiennent votre routine de jeûne. Cela comprend la modification de votre régime alimentaire, de votre routine d'exercice, de vos habitudes de sommeil et de vos techniques de gestion du stress.

- Alimentation : Il est important d'avoir une alimentation équilibrée et nutritive pour soutenir votre routine de jeûne intermittent. Cela signifie se concentrer sur des aliments entiers et riches en nutriments comme les fruits, les légumes, les protéines maigres et les graisses saines. Il est également important de rester hydraté et d'éviter les quantités excessives de sucre, d'aliments transformés et d'alcool.

- Exercice : L'exercice régulier peut aider à soutenir la perte de poids et à améliorer la santé globale, mais il est important d'équilibrer votre routine d'exercice avec votre programme de jeûne intermittent. Si vous faites des jeûnes plus longs, vous voudrez peut-être éviter les entraînements à haute intensité pendant votre période de jeûne, car cela peut exercer une pression sur votre corps. Au lieu de cela, concentrez-vous sur des activités d'intensité faible à modérée comme la marche, le yoga ou l'haltérophilie légère.

- Sommeil : Dormir suffisamment est crucial pour la santé et le bien-être en général, mais c'est particulièrement important lorsque vous jeûnez. Le manque de sommeil peut augmenter la sensation de faim et entraîner une suralimentation, ce qui rend plus difficile le respect de votre routine de jeûne. Visez 7 à 8 heures de sommeil par nuit et essayez d'établir un horaire de sommeil cohérent.

- Gestion du stress : Le stress peut interférer avec votre routine de jeûne et votre santé globale. Trouver des moyens efficaces de gérer le stress, comme la méditation, le yoga ou des exercices de respiration profonde, peut vous aider à soutenir votre routine de jeûne et à améliorer votre bien-être général.

Surveiller vos progrès et faire des ajustements

Lorsque vous commencez votre parcours de jeûne intermittent, il est important de suivre vos progrès et de faire les ajustements nécessaires. Cela peut vous aider à rester sur la bonne voie avec vos objectifs et à vous assurer que vous tirez le meilleur parti de votre routine de jeûne.

Une façon de suivre vos progrès consiste à tenir un journal alimentaire ou à utiliser une application de suivi pour enregistrer vos repas, vos périodes de jeûne et tout symptôme ou changement que vous ressentez. Cela peut vous aider à identifier les schémas et à faire les ajustements nécessaires, comme ajuster votre programme de jeûne ou peaufiner votre alimentation.

Un autre aspect important du suivi de vos progrès consiste à faire des bilans de santé réguliers avec votre fournisseur de soins de santé. Cela peut aider à identifier tout problème de santé sous-jacent qui pourrait avoir un impact sur votre capacité à jeûner ou à atteindre vos objectifs.

Enfin, il est important d'être flexible et ouvert à apporter des ajustements à votre routine de jeûne si nécessaire. Ce qui fonctionne pour une personne peut ne pas fonctionner pour une autre, il est donc important d'écouter votre corps et d'apporter des changements qui répondent à vos besoins et objectifs individuels.

Équilibrer le jeûne intermittent avec d'autres objectifs et priorités de santé

Bien que le jeûne intermittent puisse être un outil efficace pour la gestion du poids et la santé globale, il est important de l'équilibrer avec d'autres objectifs et priorités de santé. Cela inclut des choses comme maintenir une vie sociale saine, prendre soin de votre santé mentale et résoudre tout problème de santé sous-jacent.

- Vie sociale : Les situations sociales peuvent être difficiles lorsque vous jeûnez, mais il est important de maintenir une vie sociale saine. Vous pouvez toujours profiter des repas et des activités avec vos amis et votre famille pendant le jeûne, mais vous devrez peut-être ajuster votre horaire ou votre approche pour vous adapter à votre routine de jeûne.

- Santé mentale : Il a également été démontré que le jeûne intermittent a un impact positif sur la santé mentale. Des études ont montré que le jeûne intermittent peut aider à améliorer l'humeur, à réduire l'anxiété et même à améliorer la fonction cognitive. Selon une théorie, cela pourrait être dû à l'augmentation du facteur neurotrophique dérivé du cerveau (BDNF), une protéine qui joue un rôle dans la croissance et le développement des cellules nerveuses.

De plus, le jeûne intermittent peut aider à réduire l'inflammation, qui a été liée à la dépression et à d'autres troubles de santé mentale. En réduisant l'inflammation, le jeûne intermittent peut aider à améliorer la santé globale du cerveau et à réduire le risque de problèmes de santé mentale.

Considérations de sécurité

Le jeûne intermittent peut être un moyen sûr et efficace d'améliorer la santé et le bien-être, mais il est important de l'aborder avec prudence, en particulier pour les femmes. Alors que certaines études ont montré que le jeûne intermittent peut être bénéfique pour les femmes, d'autres ont suggéré qu'il pourrait avoir des effets négatifs sur la santé reproductive et les hormones.

Il est important de parler à un fournisseur de soins de santé avant de commencer un régime de jeûne intermittent, surtout si vous avez des problèmes de santé sous-jacents ou si vous prenez des médicaments. Les femmes enceintes ou allaitantes, ainsi que les femmes ayant des antécédents de troubles de l'alimentation, ne doivent pas tenter le jeûne intermittent sans surveillance médicale.

De plus, il est important d'écouter votre corps et d'être attentif à tout changement dans votre santé physique ou mentale pendant le jeûne. Si vous ressentez des effets indésirables, tels que des étourdissements, des maux de tête ou une faiblesse, il est important d'arrêter le jeûne et de consulter un médecin si nécessaire.

Conclusion

Le jeûne intermittent est un outil puissant qui peut aider les femmes à améliorer leur santé et leur bien-être en général. En réduisant l'inflammation, en améliorant l'équilibre hormonal et en favorisant la perte de poids, le jeûne intermittent peut avoir un large éventail d'avantages pour les femmes de tous âges et niveaux de forme physique.

Cependant, il est important d'aborder le jeûne intermittent avec prudence et de parler à un professionnel de la santé avant de commencer un régime de jeûne. En fixant des objectifs réalistes, en apportant de petits changements à votre alimentation et à votre mode de vie et en incorporant d'autres habitudes saines, telles que l'exercice et la gestion du stress, vous pouvez maximiser les avantages du jeûne intermittent et obtenir un succès à long terme.

Chapitre 7

Conclusion

Le pouvoir du jeûne intermittent pour les femmes : atteindre une santé et une forme physique optimales

Le jeûne intermittent est un outil puissant pour les femmes qui cherchent à améliorer leur santé et leur forme physique. En incorporant des périodes de restriction calorique et d'alimentation intentionnelle, les femmes peuvent bénéficier d'un meilleur équilibre hormonal, d'une énergie et d'une clarté mentale accrues, d'une meilleure gestion du poids, d'un meilleur contrôle de la glycémie, d'une réduction de l'inflammation et d'une amélioration de la longévité et des effets anti-âge.

Il est important de noter que le jeûne intermittent n'est pas une approche unique et que les femmes doivent évaluer attentivement leur régime alimentaire et leur mode de vie actuels avant de commencer un protocole de jeûne. Il est également essentiel de choisir le bon plan de jeûne, de se fixer des objectifs réalistes et de mettre en œuvre des stratégies pour faciliter le jeûne.

Bien que le jeûne puisse parfois être difficile, il est important de se rappeler que la faim et les fringales sont normales et peuvent être gérées avec le bon état d'esprit et les bons outils. Les situations sociales et l'exercice doivent également être pris en compte lors de la mise en œuvre d'un plan de jeûne.

Pour maximiser les avantages du jeûne intermittent, les femmes doivent se concentrer sur une alimentation équilibrée et nutritive, intégrer des exercices et des mouvements réguliers, gérer le stress et donner la priorité à un sommeil adéquat, et envisager des suppléments et d'autres outils pour améliorer leur expérience de jeûne.

Le succès à long terme du jeûne intermittent nécessite de créer des habitudes saines et des changements de mode de vie, de surveiller les progrès et de faire les ajustements nécessaires. Les femmes doivent également équilibrer leurs objectifs de jeûne avec d'autres priorités de santé et s'efforcer d'adopter une approche holistique de leur santé et de leur bien-être.

Réflexions finales et étapes réalisables

Le jeûne intermittent peut être un outil puissant pour les femmes qui cherchent à améliorer leur santé et leur forme physique, mais il est important d'aborder le jeûne avec un état d'esprit conscient et intentionnel. En évaluant soigneusement votre régime alimentaire et votre mode de vie actuels, en choisissant le bon plan de jeûne et en mettant en œuvre des stratégies pour faciliter le jeûne, vous pouvez intégrer avec succès le jeûne dans votre routine.

N'oubliez pas que le jeûne peut parfois être difficile, mais la faim et les fringales sont normales et peuvent être gérées avec le bon état d'esprit et les bons outils. Concentrez-vous sur une alimentation équilibrée et nutritive, des exercices et des mouvements réguliers, la gestion du stress et la priorité à un sommeil adéquat, et envisagez des suppléments et d'autres outils pour améliorer votre expérience de jeûne.

Le succès à long terme du jeûne intermittent nécessite de créer des habitudes saines et des changements de mode de vie, de surveiller les progrès et de faire les ajustements nécessaires. N'oubliez pas d'équilibrer vos objectifs de jeûne avec d'autres priorités de santé et de vous efforcer d'adopter une approche holistique de votre santé et de votre bien-être.

En conclusion, le pouvoir du jeûne intermittent pour les femmes est indéniable, et avec la bonne approche, les femmes peuvent atteindre une santé et une forme physique optimales. Commencez dès aujourd'hui en évaluant votre régime alimentaire et votre mode de vie actuels, en choisissant le bon plan de jeûne et en mettant en œuvre des stratégies pour faciliter le jeûne. À votre santé et à votre succès dans votre parcours de jeûne intermittent !